Ricettario Di Cucina Per Diabetici In Italiano/ Cookbook For Diabetics In Italian

Ricette Deliziose ed Equilibrate Rese Facili

CHARLIE MASON

INDICE

Introduzione 5

Capitolo 1: Ricette per la Colazione per Diabetici 7

Capitolo 2: Ricette per il Pranzo per Diabetici 14

Capitolo 3: Ricette per Cena per Diabetici 21

Capitolo 4: Snack per Diabetici 28

Capitolo 5: Opzioni di Dessert per Diabetici 35

Conclusione 42

© Copyright 2018 di Charlie Mason - Tutti i diritti riservati.

Il seguente Libro è riprodotto qui di seguito con l'obiettivo di fornire informazioni il più possibile accurate e affidabili. Indipendentemente da ciò, l'acquisto di questo libro può essere visto come un consenso al fatto che sia l'editore che l'autore di questo libro non sono in alcun modo esperti sugli argomenti discussi all'interno e che eventuali raccomandazioni o suggerimenti che vengono fatti qui sono solo a scopo di intrattenimento. I professionisti devono essere consultati, se necessario, prima di intraprendere qualsiasi azione qui approvata.

La presente dichiarazione è ritenuta equa e valida sia dall'American Bar Association che dal Comitato dell'Associazione degli editori ed è giuridicamente vincolante in tutti gli Stati Uniti.

Inoltre, la trasmissione, la duplicazione o la riproduzione di una qualsiasi delle seguenti opere, incluse informazioni specifiche, sarà considerata un atto illegale, indipendentemente dal fatto che sia effettuata elettronicamente o su carta. Ciò si estende alla creazione di una copia secondaria o terziaria dell'opera o di una copia registrata ed è consentita solo con l'espresso consenso scritto dell'Editore. Tutti i diritti aggiuntivi sono riservati.

Le informazioni contenute nelle pagine seguenti sono considerate, in linea di massima, un resoconto veritiero e accurato dei fatti e, come tale, qualsiasi disattenzione, uso o abuso delle informazioni in questione da parte del lettore renderà qualsiasi azione risultante esclusivamente di loro competenza. Non esistono scenari in cui l'editore o l'autore originale di quest'opera possa essere in alcun modo ritenuto responsabile per eventuali disagi o danni che potrebbero verificarsi dopo aver intrapreso le informazioni qui descritte.

Inoltre, le informazioni contenute nelle pagine seguenti sono da intendersi solo a scopo informativo e vanno quindi considerate come universali. Come si addice alla sua natura, viene presentato senza garanzie sulla sua validità prolungata o sulla sua qualità provvisoria. I marchi menzionati sono fatti senza il consenso scritto e non possono in alcun modo essere considerati un'approvazione da parte del titolare del marchio.

Introduzione

Congratulazioni per l'acquisto di questo libro e grazie per averlo fatto.

I capitoli seguenti discuteranno le ricette che rendono facile gustare il cibo mantenendo l'equilibrio dei livelli di zucchero nel sangue. In questo modo sarete in grado di mangiare molti dei vostri cibi preferiti senza aumentare i livelli di zucchero nel sangue.

Con questo libro di cucina per diabetici e le ricette per il diabete incluse, troverete facile preparare un'abbondanza di pasti veloci, sani e deliziosi per ogni momento della giornata. Sia che abbiate il diabete di tipo 1 o 2, questo libro di cucina per diabetici fa in modo che non vi sentiate mai privati degli alimenti che amate di più. Rende anche facile la creatività, cosa che manca a molti altri libri di cucina per diabetici e piani di pasto sul mercato.

Per prima cosa imparerete le ricette della colazione in modo da poter iniziare bene la giornata. Da lì, ottenere deliziose ricette per il pranzo e la cena, così come una ricchezza di spuntini per mantenere sazi tra un pasto e l'altro. I dolci da libro di cucina per diabetici inclusi vi permetteranno di assaporare i vostri dolci senza il picco di glucosio o il senso di colpa.

Molte diete per diabetici dicono che i dolci e i cibi pronti sono completamente fuori dal menu. Tuttavia, non deve essere per forza così. Invece, è sufficiente apportare alcune rapide modifiche al processo di preparazione e agli ingredienti. Si può ancora godere degli stessi sapori decadenti in modo che il cibo possa essere ancora una parte molto piacevole della vostra vita.

Ricordate che solo perché qualcosa è sano non significa che debba essere noioso o senza grande sapore. Con un po' di creatività e qualche piccolo cambiamento, i vostri cibi preferiti rimangono nel menu e continuano ad avere un ottimo sapore.

Ad esempio, per la colazione, il vostro chai latte e una frittata sono facili e piacevoli. Per il pranzo, fate il pieno con un semplice e veloce involtino di tacchino mediterraneo o involtini primavera di pollo estivo. Per cena, il dentice rosso al forno o le vongole alla griglia con lime e aglio vi daranno un'elegante cena preferita. Ottenere decadente per il dessert con burro di arachidi turbinio di brownies al cioccolato o una fetta di torta di crema di cocco fatta in casa. Tra un pasto e l'altro, spuntino su bastoncini di parmigiano all'aglio o un mix di snack dolci e piccanti.

Non c'è bisogno di essere uno chef o di passare ore in cucina per gustare un ottimo cibo nutriente, delizioso e farcito. Pensate ai cibi che amate di più e guardate le ricette qui per provare qualcosa di nuovo o per gustare un vecchio favorito con un sano tocco.

Ci sono molti libri su questo argomento sul mercato, grazie ancora per aver scelto questo! Ogni sforzo è stato fatto per fornirvi quante più informazioni utili possibili, buon lettura!

Capitolo 1: Ricette per la Colazione per Diabetici

È importante fare una colazione sana, ma le mattine possono essere difficili e affrettate. Queste ricette facili e veloci permettono di gustare ogni giorno un'ottima colazione senza farvi arrivare in ritardo. Ogni ricetta della colazione può essere preparata dall'inizio alla fine in non più di 15 minuti. Gran parte della preparazione può essere affrontata anche la sera prima per ridurre il tempo complessivo di preparazione e di cottura.

Chai Latte

Questa ricetta fa 1 porzione e richiede circa 8 minuti.

Il 1 chai latte contiene:

Proteine: 4 grammi
Grassi: 2 grammi (0 grammi di grassi saturi)
Sodio: 61 milligrammi
Colesterolo: 10 milligrammi

Cosa contiene

- Chiodi di garofano macinati 0.27 gr
- Estratto di vaniglia 1 gr
- Sostituto dello zucchero 2 bustine
- 120 ml di tè alle spezie all'arancia
- 120 ml di latte tiepido

Come è Fatto

1. Preparare il tè fino a raggiungere la concentrazione desiderata, con una maggiore resistenza essendo ideale per questa bevanda.

2. Mettete i chiodi di garofano macinati, il sostituto dello zucchero e l'estratto di vaniglia nella tazza da latte o tazza desiderata.
3. Versate il latte.
4. Versare il tè preparato.
5. Mescolate il contenuto fino a completa miscelazione.

Frittata di Funghi, Broccoli e Formaggio Cheddar

Questa ricetta fa 2 porzioni e richiede circa 15 minuti.

1 porzione contiene:

Proteine: 18 grammi
Grassi: 7 grammi (2,4 grammi di grassi saturi)
Sodio: 530 milligrammi
Colesterolo: 190 milligrammi

Cosa contiene

- Formaggio cheddar a ridotto contenuto di grassi 1,5 cucchiai
- Spray da cucina antiaderente
- 450 gr di broccoli scongelati
- 100 gr di funghi a fette
- 50 gr di cipolla tritata
- 100 ml di olio extravergine di oliva
- 0.30 gr di pepe macinato fresco
- 4 Albumi
- 2 Uova intere

Come è Fatto

1. Mettete gli albumi e le uova intere in una ciotola e sbattetele insieme fino a quando saranno di colore chiaro

e completamente combinate. Aggiungere il pepe e frullare fino a quando non è ben amalgamato.
2. In una padella media, spruzzare lo spray antiaderente e versare l'olio d'oliva.
3. Mettere i funghi e le cipolle nella padella e cuocere finché non si saranno ammorbiditi. Aggiungere i broccoli e scaldare bene.
4. Rimuovere le verdure dalla padella e spruzzare altro spray antiaderente. Versare la miscela di uova e albume. Cuocere fino a quando le uova sono quasi ben impostate.
5. Versare le verdure nell'uovo verso il centro. Applicare il formaggio cheddar.
6. Ripiegare l'uovo e cuocerlo finché il formaggio non si sarà sciolto e le uova saranno completamente.

Insalata di Pompelmo Rosa e Avocado

Questa ricetta fa 8 porzioni e richiede circa 10 minuti.

1 porzione contiene:

Proteine: 1 grammo
Grassi: 3,5 grammi (1 grammo di grassi saturi)
Sodio: 50 milligrammi
Colesterolo: 0 milligrammi

Cosa contiene

- Sale e pepe a piacimento
- Coriandolo, solo foglie, 4 rametti
- Pompelmo rosa 1
- Avocado 3

Come è Fatto

1. Pelare, snocciolare e tritare l'avocado in bocconcini.
2. Pelare e tagliare il pompelmo a bocconcini.
3. Mettete l'avocado e il pompelmo in una ciotola.
4. Condite con sale e pepe.
5. Guarnire con rametti di coriandolo.

Frittata Fresca di Basilico e Salsiccia

Questa ricetta fa 4 porzioni e richiede circa 15 minuti.

1 porzione contiene:

Proteine: 21 grammi
Grassi: 8 grammi (2,4 grammi di grassi saturi)
Sodio: 525 milligrammi
Colesterolo: 50 milligrammi

Cosa contiene

- 6 gr di basilico fresco
- 250 gr di pomodori
- 100 gr di cipolla verde
- 30 gr di mozzarella grattugiata parzialmente scremata
- 230 gr di sostituto dell'uovo
- 230 gr di salsiccia di pollo
- 10 ml di olio extravergine di oliva

Come è Fatto

1. Versare l'olio d'oliva in una padella a fuoco medio.
2. Mettere la salsiccia nella padella e cuocere fino a quando non inizia a dorarsi, girandola secondo necessità.

3. Versare il sostituto dell'uovo nella padella, lasciandolo distribuire uniformemente sulla salsiccia, cuocere per circa 1 minuto e poi togliere dal fuoco.
4. Mettete le cipolle verdi, il basilico, il formaggio e i pomodori sopra e in modo uniforme.
5. Cuocere fino a quando il formaggio si scioglie e il sostituto dell'uovo è completamente cotto.

Insalata di Uova e Avocado al Forno

Questa ricetta fa 2 porzioni e richiede circa 15 minuti.

1 porzione contiene:

Proteine: 8 grammi
Grassi: 8 grammi (2,4 grammi di grassi saturi)
Sodio: 80 milligrammi
Colesterolo: 185 milligrammi

Cosa contiene

- 4 gr di coriandolo tritato
- 60 gr di cipolla rossa affettata sottilmente e sbucciata
- 1 Pomodoro grande a fette sottili
- 60 gr di avocado a cubetti
- 2 gr di pepe nero incrinato
- 6 gr di sale kosher
- 30 ml di succo di lime fresco
- 30 ml di olio di canola
- 2 Uova intere

Come è Fatto

1. A 200° C, preriscaldate il forno.

2. Rompete le uova, assicurandovi che i tuorli non si rompano, nella loro ciotola.
3. Preriscaldare una piccola padella sicura per il forno e versa 1 cucchiaino di olio di canola. Mettete con cura le uova nella teglia e infornale. Cuocetele per circa 2-5 minuti.
4. Prendete una ciotola piccola e unite 1 cucchiaino di olio di colza, sale, pepe e succo di lime. Sbattere insieme questi ingredienti fino a quando non sono completamente mescolati.
5. Aggiungere il pomodoro, il coriandolo, l'avocado e la cipolla rossa alla miscela di condimento e mescolare fino a quando non sono completamente ricoperti.
6. Mettere il preparato per l'insalata in un posto e poi posizionare con cura un uovo cotto sopra ogni avocado.

Ciotola per Colazione Frullato Verde

Questa ricetta fa 2 porzioni e richiede circa 10 minuti.

Ogni porzione contiene:

Proteine: 11 grammi
Grassi: 10 grammi (0,9 grammi di grassi saturi)
Sodio: 180 milligrammi
Colesterolo: 5 milligrammi

Cosa contiene

- 40 gr di mandorle tostate e miscela di cocco
- Banana congelata a fette 1 media
- 60 gr di spinaci baby
- 140 gr di frutta mista congelata

- 110 gr yogurt greco, senza grassi,
- 180 ml di latte di mandorle non zuccherato

Come è Fatto

1. Unire tutti gli ingredienti, tranne le mandorle tostate e il cocco, in un frullatore.
2. Usare l'impostazione purea per mescolare tutti gli ingredienti fino a ottenere lo spessore desiderato. Aggiungere un po' più di latte di mandorle non zuccherato per renderlo più sottile se lo si desidera.
3. Versare il composto in 2 ciotole, entrambe contenenti quantità uguali, quindi aggiungere circa 1 cm di un mix di mandorle tostate e cocco.

Capitolo 2: Ricette per il Pranzo per Diabetici

Circa 4-5 ore dopo la colazione, è normale che lo stomaco inizi a brontolare, pronto per un altro pasto. La maggior parte delle persone ha da 30 a 60 minuti per il pranzo, quindi il tempo è essenziale. Tuttavia, avete bisogno di qualcosa che vi sazierà pur essendo gustoso e nutriente. Queste scelte per il pranzo possono essere fatte in tempi relativamente brevi, e si possono anche fare il giorno prima e riscaldare rapidamente per il pranzo per un pasto delizioso e ricco.

Pizza Tortilla In Padella

Questa ricetta fa 4 porzioni e richiede circa 15 minuti.

Ogni porzione contiene:

Proteine: 5 grammi
Grassi: 3,5 grammi (1,3 grammi di grassi saturi)
Sodio: 290 milligrammi
Colesterolo: 10 milligrammi

Cosa contiene

- 30 gr di mozzarella grattugiata parzialmente scremata
- 6 gr di basilico fresco
- 60 gr di peperone verde a fette
- 12 gr di cipolla rossa affettata
- 15 gr di salame di tacchino a fette
- 4 gr di fiocchi di peperoncino piccanti essiccati
- 60 ml di salsa per pizza
- Tortilla di farina da 20 cm

Come è Fatto

1. Prendete una padella che accoglie la tortilla, ricopritela con lo spray da cucina e riscaldate la tortilla per 2 minuti a fuoco medio. Rispruzzare la padella, girare la tortilla e ripetere.
2. Una volta girata la tortilla, mettere la salsa sul lato cotto, assicurandosi che sia distribuita uniformemente.
3. Mettete il resto degli ingredienti sulla tortilla salata nell'ordine desiderato, ma mettete il formaggio per ultimo.
4. Fate sciogliere il formaggio coprendo la teglia con l'apposito coperchio.
5. Tagliare la pizza in 4 fette uniformi.

Wrap di Tacchino Mediterraneo

Questa ricetta fa 4 porzioni e richiede circa 10 minuti.

Ogni porzione contiene:

Proteine: 36 grammi
Grassi: 7 grammi (1,6 grammi di grassi saturi)
Sodio: 605 milligrammi
Colesterolo: 55 milligrammi

Cosa contiene

- 4 Olive verdi a cubetti
- 30 gr di formaggio feta sbriciolato a ridotto contenuto di grassi
- 250 gr di pomodori Roma a cubetti
- 2 cetrioli grandi tagliati a dadini e sbucciati
- Tacchino senza sale 340 gr

- 4 Wrap di grano
- 120 gr di hummus

Come è Fatto

1. Su ogni impacco di grano intero riscaldato, distribuire uniformemente 2 cucchiai di hummus.
2. Mettere 80 gr di tacchino sull'hummus. Mettere 0,25 tazze ciascuna di cetriolo e pomodori a cubetti. Aggiungere l'oliva a dadini e 1 cucchiaio di formaggio feta.
3. Piegare con cura la pellicola fino a ottenere una forma cilindrica e lo spessore desiderato.
4. Ripetere l'operazione per gli altri 3 wrap.

Zuppa di Verdure e Fagioli

Questa ricetta prevede 2 porzioni e richiede circa 20 minuti per essere preparata.

Ogni porzione contiene:

Proteine: 14 grammi
Grassi: 6 grammi (0,9 grammi di grassi saturi)
Sodio: 235 milligrammi
Colesterolo: 0 milligrammi

Cosa contiene

- 150 gr di fagioli bianchi senza sale, sciacquati e scolati
- 0.60 gr di noce moscata macinata
- 0.20 gr di Caienna
- 0.15 gr di maggiorana essiccata sbriciolata
- 1 gr di prezzemolo fresco tritato
- Brodo di pollo senza grassi e sodio limitato 250 ml

- Pomodori a fette non scolati, senza sale aggiunto 420 ml
- 280 gr di spinaci scongelati e strizzati, tritati e congelati
- Sedano 0,5 coste medie tritate finemente
- Cipolle verdi tagliate finemente 3 piccole
- 10 ml di olio extravergine di oliva

Come è Fatto

1. Scaldare l'olio d'oliva dopo aver messo una padella a fuoco medio. Assicuratevi di manovrare la padella in modo che sia uniformemente rivestita.
2. Mettere il sedano e le cipolle verdi nella padella e cuocere per circa 5 minuti in modo che siano teneri ma ancora croccanti.
3. Aggiungere gli spinaci nella padella e cuocere per circa 3 minuti. Mescolare spesso.
4. Aggiungere tutti gli altri ingredienti, tranne i fagioli, e porta la fiamma a una temperatura medio-alta. Coprire gli ingredienti e lasciateli bollire. Una volta bollenti, lasciate cuocere gli ingredienti a fuoco basso mentre sono ancora coperti per circa 10 minuti.
5. Aggiungere i fagioli al composto e, senza il coperchio, cuocere per circa 1 minuto in modo che i fagioli si scaldino completamente.
6. Cuocere per altri 8-10 minuti, parzialmente coperto, finché il liquido non sarà evaporato.

Risotto alla Zucca

Questa ricetta prevede 10 porzioni e richiede circa 30 minuti per essere preparata.

Ogni porzione contiene:

Proteine: 11 milligrammi
Grassi: 3 grammi (0 grammi di grassi saturi)
Sodio: 230 milligrammi
Colesterolo: 10 milligrammi

Cosa contiene

- 20 ml di yogurt magro
- Parmigiano-Reggiano grattugiato 115 gr
- 1450 ml di brodo vegetale
- Vino bianco 250 ml
- 560 gr di zucca fresca tritata finemente
- 490 gr di riso Carnaroli
- Cipolla gialla tritata 1 piccola
- Olio d'oliva 20 ml

Come è Fatto

1. Prendete una casseruola dal fondo pesante e mettetela a fuoco medio.
2. Scaldare l'olio finché non è ben caldo, mettere la cipolla e cuocere finché non è tenera, ma assicurarsi che non diventi marrone. Questo richiede da 3 a 5 minuti circa.
3. Aggiungere la zucca e il riso e mescolare. Dopo circa 30 secondi versare il vino bianco e cuocere fino a quando tutto il vino sarà evaporato.
4. Coprite il riso con brodo da cucina, ma usatene solo quanto basta per coprirlo. Una volta quasi assorbito,

aggiungetene altro. Continuate così finché tutto il brodo non sarà stato versato nella casseruola e il riso lo avrà assorbito. Questo richiede circa 18 minuti.
5. Togliete la padella dal fuoco e aggiungete lo yogurt e il formaggio. Mescolare bene fino a ottenere una consistenza cremosa.

Involtini Primavera di Pollo Estivo

Questa ricetta fa 4 porzioni e richiede circa 20 minuti.

Ogni porzione contiene:

Proteine: 23 grammi
Grassi: 9 grammi (2 grammi di grassi saturi)
Sodio: 430 milligrammi
Colesterolo: 60 milligrammi

Cosa contiene

- 8 Involtini medi
- 1 Cipollotto tritato
- 100 gr di funghi a fette
- 4 gr di coriandolo tritato
- 80 gr di cetriolo senza semi, tagliato a dadini e sbucciato
- 480 gr di pollo cotto e sminuzzato
- 220 gr di cavolo tritato

Salsa Di Accompagnamento Ingredienti

1. 2 gr di zenzero macinato
2. 15 ml di olio d'oliva
3. 30 ml di acqua calda
4. 30 ml di aceto (vino di riso)

5. 30 ml di salsa di soia (opzione leggera)

Come è Fatto

1. Unire il pollo, coriandolo, cipolla verde, cavolo, cetrioli e funghi in una ciotola media.
2. Per 10-15 secondi, immergere ogni rotolo di pelle in acqua. Prendere una parte della miscela di verdure e pollo e metterla negli involtini.
3. Ripiegate il bordo più vicino in modo che copra il ripieno. Ripetere dall'altra parte. Arrotolatelo verso l'esterno e poi sigillatelo. Fatelo per tutti i rotoli.
4. Per creare la salsa di immersione, mettere tutti gli ingredienti in un contenitore e frullare fino a quando non saranno completamente amalgamati.

Capitolo 3: Ricette per Cena per Diabetici

Dopo una lunga giornata, una bella cena per rilassarsi e uccidere la fame è importante. Tuttavia, siete stanchi e non volete passare ore a inventare un piatto sano. Queste ricette per la cena non richiedono troppo tempo e hanno molti sapori. Questo vi assicura di ricevere nutrienti importanti, riempire la pancia e ottenere un piatto che sia completamente piacevole.

Polpettone di Funghi e Noci

Questa ricetta fa 4 porzioni e richiede circa 45 minuti.

Ogni porzione contiene:

Proteine: 13 grammi
Grassi: 15 grammi (2 grammi di grassi saturi)
Sodio: 340 milligrammi
Colesterolo: 45 milligrammi

Cosa contiene

- 100 gr di noci tritate finemente
- 120 ml di latte senza grassi
- 60 gr di Pangrattato Panko
- 1 Uovo sbattuto
- 0.60 gr di pepe nero appena macinato
- 1.50 gr di sale marino
- Condimento italiano 15 ml
- 80 gr di pomodori secchi reidratati e tritati
- 80 gr di peperone rosso a cubetti
- 45 gr di funghi misti tritati finemente
- Cipolla tritata 1 grande

- 15 ml di olio d'oliva
- Spray da cottura

Come è Fatto

1. Preriscaldate il forno a 180° C.
2. Prendere 4 stampini da 8 once e rivestirli con uno spray antiaderente.
3. In una padella unite l'olio e poi mettete a fuoco medio.
4. Aggiungere le cipolle e i funghi e cuocerli per 10 minuti finché non saranno dorati.
5. Incorporare i pomodori secchi e il peperoncino, rosolare per circa 8 minuti.
6. Aggiungere il sale e il pepe e il condimento italiano. Soffriggere per un altro minuto.
7. Prendere il composto di funghi e metterlo in una grande ciotola. Lasciate riposare per circa 2 minuti in modo che possa raffreddarsi.
8. Aggiungere il pangrattato, le noci, il latte e l'uovo. Mescolare delicatamente tutti questi insieme e quindi dividerli uniformemente nei singoli stampini. Premere verso il basso in modo che il composto sia uniforme con la parte superiore dello stampino.
9. Prendere una teglia e adagiare sopra gli stampini. Lasciar cuocere per 30-35 minuti dopo averlo infornato.

Stufato di Manzo Classico

Questa ricetta fa 6 porzioni e richiede circa 2 ore per essere preparata.

Ogni porzione contiene:

Proteine: 25 grammi
Grassi: 7 grammi (1,5 grammi di grassi saturi)
Sodio: 290 milligrammi
Colesterolo: 45 milligrammi

Cosa contiene

- 0.60 - 1.20 gr di pepe nero appena macinato
- Aceto (vino rosso) 15 ml
- Timo tritato 10 gr fresco
- 240 gr di piselli surgelati
- Carote sbucciate 3 medie
- Patate ruggine 2 grandi
- 3 Spicchi d'aglio tritati
- Cipolla tritata 1 grande
- 960 ml di brodo di pollo a basso contenuto di grassi e sodio ridotto
- 70 gr di funghi cremini puliti, squartati e cotti a vapore
- Rotondo superiore a cubetti 90 gr
- Olio d'oliva 20 ml
- Condimento (italiano) 15 ml
- 20 gr di farina integrale di pasta frolla

Come è Fatto

1. Unire il condimento italiano e la farina in un contenitore.
2. In un forno olandese, usare il calore medio per l'olio d'oliva.

3. Rivestire i cubetti di manzo nella farina e nel condimento italiano e poi rosolarli nel forno olandese.
4. Sfumare la padella dopo aver rimosso i cubetti di manzo rosolati. Versare 0,25 tazze di brodo di pollo e funghi. Rosolarli finché non saranno dorati.
5. Sfumare la padella dopo aver eliminato i funghi. Versare 0,25 tazze di brodo. Aggiungere l'aglio e le cipolle. Lasciarli rosolare per circa 4 minuti.
6. Rimettere la carne nella pentola e versare il resto del brodo. Lasciar che arrivi a ebollizione. Una volta bollente, coprirla e lasciarla cuocere a fuoco lento per 45 minuti. Mescolare di tanto in tanto.
7. Aggiungere le patate e le carote. Lasciar cuocere tutto questo per altri 45 minuti circa.
8. Aggiungere i piselli, l'aceto di vino rosso, i funghi, il timo e il pepe nero. Mescolare accuratamente tutti gli ingredienti.

Broccoli e Pollo di Digione con le Tagliatelle

Questa ricetta fa 5 porzioni e richiede circa 35 minuti.

Ogni porzione contiene:

Proteine: 36 grammi
Grassi: 7 grammi (1,5 grammi di grassi saturi)
Sodio: 150 milligrammi
Colesterolo: 100 milligrammi

Cosa contiene

- 40 gr di senape di Digione a basso contenuto di sodio
- 450 gr di yogurt greco normale senza grassi
- 2 Spicchi d'aglio tritati
- 250 gr di cipolla tritata
- Funghi a fette 230 gr
- 10 ml di olio extravergine di oliva
- Pollo (tutto il grasso rimosso) 450 gr
- 0.20 gr di Caienna
- 2 gr di paprika affumicata
- 20 gr di farina multiuso
- 1100 gr di cimette di broccoli tritate
- Noodles senza tuorlo, intero grammo 170 gr

Come è Fatto

1. Seguire le istruzioni sulla pasta per prepararla, ma non aggiungere sale.
2. Circa 3 minuti prima che siano pronti, aggiungere i broccoli.
3. Scolare i broccoli e le tagliatelle in uno scolapasta e metterli da parte.

4. Prendere un piatto poco profondo di medie dimensioni e mescolare insieme la paprika, la farina e il pepe di Caienna. Immergere il pollo in questo assicurandoti che sia uniformemente ricoperto.
5. Prendere una padella larga e antiaderente e versare 2 cucchiaini di olio d'oliva. Mettere a fuoco medio. Assicuratevi che il fondo totale della padella sia ricoperto di olio.
6. Mettete il pollo nella padella, fatelo cuocere per circa 4 minuti. Girate il pollo e cuocere per altri 4 minuti. Ripetere fino a quando tutte le offerte di pollo sono completamente cotte.
7. Nella stessa padella versare il resto dell'olio d'oliva e lasciarlo ricoprire sul fondo della padella. Aggiungere la cipolla, l'aglio e i funghi. Saltateli per circa 3 minuti.
8. Togliete la padella dal fuoco.
9. Incorporare la senape e lo yogurt. Mescolare fino a quando tutto è ben amalgamato. Aggiungere il pollo.
10. Servire sopra la pasta.

Braciole di Maiale Affumicate e Pomodori

Questa ricetta prepara 4 porzioni e richiede circa 35 minuti per essere preparata.

Ogni porzione contiene:

Proteine: 22 grammi
Grassi: 2.7 grammi (0.1 grammi di grassi saturi)
Sodio: 210 milligrammi
Colesterolo: 60 milligrammi

Cosa contiene

- Pomodori Roma a cubetti 2 medi
- 30 ml di olio di canola
- Costolette di maiale da 150 ml 4
- 1 gr di pepe nero
- 1 gr di sale
- 2 gr di aglio in polvere
- 0.80 gr di foglie di timo essiccate
- 2 gr di paprika affumicata
- 30 gr di farina per tutti gli usi

Come è Fatto

1. Mescolare la paprika, l'aglio in polvere, la farina, il timo, il pepe e 0,25 cucchiaini di sale in una ciotola bassa. Ricoprire uniformemente tutte le costolette di maiale.
2. In un'ampia padella antiaderente, versare l'olio e scaldarlo a fuoco medio-alto.
3. Mettere la carne di maiale nella padella e da ogni lato cuocere 4 minuti. Ripetere fino a quando le costolette di maiale sono ben cotte.
4. Aggiungere i restanti 0,125 cucchiaini di sale e i pomodori a cubetti. Cuocere fino a quando i pomodori si saranno riscaldati.

Capitolo 4: Snack per Diabetici

Tra un pasto e l'altro è normale avere un po' di fame. Vuoi fare uno spuntino, ma devi assicurarti che sia sano e adatto ai diabetici. Ci sono una serie di scelte facili da preparare, possono essere conservate in modo che siano sempre pronte da mangiare e, soprattutto, sono piene di sapore.

Salsa allo Yogurt e Spinaci

Questa ricetta prepara 24 porzioni e richiede circa 40 minuti per essere preparata.

Ogni porzione contiene:

Proteine: 2 grammi
Grassi: 0 grammi (0 grammi di grassi saturi)
Sodio: 115 milligrammi
Colesterolo: 0 milligrammi

Cosa contiene

- 15 ml di Ranch, miscela di condimento in polvere
- 240 gr di spinaci tritati, scongelati e strizzati
- 180 gr di yogurt greco senza grassi
- 240 gr di ricotta a basso contenuto di grassi

Come è Fatto

1. Mettere la ricotta nel frullatore e frullatela.
2. Mettere la ricotta, gli spinaci, lo yogurt e il condimento in polvere in una ciotola. Sbatterli bene insieme.
3. Mettete in frigorifero per 30 minuti per raffreddare.

Gazpacho Cocktail

Questa ricetta fa 4 porzioni e richiede circa 10 minuti.

Ogni porzione contiene:

Proteine: 2 grammi
Grassi: 0 grammi (0 grammi di grassi saturi)
Sodio: 300 milligrammi
Colesterolo: 0 milligrammi

Cosa contiene

- Rametti di prezzemolo a foglia piatta 4 grandi
- 1 gr di salsa di peperoncino
- 340 ml di succo di pomodoro a basso contenuto di sodio
- Spicchio 1 grande
- 10 gr di rafano preparato
- 6 ml di aceto balsamico
- 11 ml di salsa Worcestershire vegana
- Succo di un limone piccolo
- 1 Scalogno tritato
- 1 Cetriolo tritato
- 180 ml di succo di pomodoro normale

Come è Fatto

1. Frullare il cetriolo, il succo del limone fresco, il normale succo di pomodoro, lo scalogno, la salsa Worcestershire, il rafano, l'aceto e l'aglio per circa 30 secondi in un frullatore. Usare una velocità bassa. Quindi, passare a una velocità elevata e frullare per altri 30 secondi.
2. Versare questo composto in una brocca. Versare la salsa di peperoncino e il succo di pomodoro a basso contenuto di sodio. Mescolare bene il contenuto e riporre in

frigorifero fino al momento di gustarlo. Guarnire con un ciuffo di prezzemolo.

Crema Piccante e Salsa di Carotine

Questa ricetta fa 4 porzioni e richiede circa 15 minuti.

Ogni porzione contiene:

Proteine: 3 grammi
Grassi: 2 grammi (1 grammo di grassi saturi)
Sodio: 276 milligrammi
Colesterolo: 8 milligrammi

Cosa contiene

- Baby carote 48
- Sale 0,25 gr
- 1 gr di salsa di peperoncino
- 20 gr di formaggio cremoso in vasca a basso contenuto di grassi
- 75 ml di panna acida senza grassi

Come è Fatto

1. Prendere una ciotola grande e aggiungere la panna acida, la salsa di pepe, la crema di formaggio e il sale. Mescolare fino a quando tutto è completamente amalgamato.
2. Lasciate riposare per 10 minuti in modo che i sapori si sviluppino e servite con le carotine.

Miscela di Cereali Integrali Piccanti e Dolci

Questa ricetta prepara 10 porzioni e richiede circa 40 minuti per essere preparata.

Ogni porzione contiene:

Proteine: 24 grammi
Grassi: 3 grammi (1 grammo di grassi saturi)
Sodio: 216 milligrammi
Colesterolo: 0 milligrammi

Cosa contiene

- 40 gr di arachidi tostate a secco non salate
- 200 gr di Mini pretzel non salati
- Quadrotti di cereali di grano 400 gr
- Cereali di grano sminuzzati 200 gr
- 0.60 gr di pepe nero appena macinato
- Salsa di soia 15 ml
- 50 gr di sostituto dello zucchero
- 1 Albume
- Spray da cottura

Come è Fatto

1. A 200° C, preriscaldate il forno.
2. Prendere una teglia da forno grande e antiaderente e usare uno spray antiaderente per rivestirla in modo uniforme.
3. Prendere una ciotola grande e metterci dentro l'albume. Sbattere questo fino a quando non diventa spumoso. Aggiungere la salsa di soia, il sostituto dello zucchero e il peperoncino.

4. In una ciotola media, mescolare i pretzel, i cereali e le arachidi. Aggiungetelo alla salsa di soia e alla miscela di albume.
5. Distribuitelo uniformemente sulla teglia e lasciatelo cuocere per 30 minuti. Ogni 10 minuti, mescolare il contenuto.
6. Lasciar che lo spuntino si raffreddi completamente prima di mangiare.

Bastoncini di Parmigiano all'Aglio ed Erbe Aromatiche

Questa ricetta prepara 12 porzioni e richiede circa 40 minuti per essere preparata.

Ogni porzione contiene:

Proteine: 6 grammi
Grassi: 5 grammi (3 grammi di grassi saturi)
Sodio: 404 milligrammi
Colesterolo: 11 milligrammi

Cosa contiene

- 260 ml di Salsa Marinara
- 2 gr di origano in polvere
- 25 gr di Parmigiano grattugiato
- Miscela di formaggi italiani sminuzzati 75 gr
- Formaggio spalmabile alle erbe aromatiche e all'aglio 75 gr
- Impasto per pizza preformato 360 gr
- Spray da cottura

Come è Fatto

1. A 200° C, preriscaldate il forno.
2. Prendere una teglia di medie dimensioni e spruzzarla con uno spray da cucina fino a quando non è uniformemente ricoperta.
3. Stendete l'impasto della pizza sulla teglia. Mettetela in forno a cuocere per circa 10 minuti.
4. Applicare il formaggio spalmabile in modo uniforme utilizzando una spatola. Coprire la crosta cotta con il parmigiano, la miscela di formaggi italiani e l'origano. Assicurarsi che tutti questi siano distribuiti uniformemente. Rimetterlo in forno per circa 15 minuti.
5. Mettete la salsa marinara in una casseruola. A fuoco medio, scaldatelo per circa 8 minuti. Mescolare frequentemente per garantire un riscaldamento uniforme e per mantenere la giusta densità del liquido.
6. Tagliare il pane in 8 file nel senso della lunghezza. Tagliarlo di nuovo lungo la larghezza nelle 3 file. Servire su un piatto da portata con la salsa marinara riscaldata.

Coppe Di Tonno Mediterraneo

Questa ricetta prepara 10 porzioni e richiede circa 15 minuti per essere preparata.

Ogni porzione contiene:

Proteine: 5 grammi
Grassi: 1 grammo (0 grammi di grassi saturi)
Sodio: 102 milligrammi
Colesterolo: 8 milligrammi

Cosa contiene

- Tonno bianco alalunga in acqua, a scaglie e sgocciolato 290 gr
- 2 gr di sale all'aglio
- 30 ml di succo di limone
- 60 gr si cipolla rossa tritata
- 40 gr di olive Kalamata snocciolate e tritate
- 120 ml di yogurt greco semplice senza grassi
- Cetrioli 3 medi

Come è Fatto

1. Tagliare ogni cetriolo in 10 pezzi, scartando le estremità. Conservare il guscio di cetriolo e usare 0,5 cucchiaini per estrarre l'interno. Assicurarsi che sul fondo di ogni fetta ci sia uno strato sottile in modo che possa accogliere il composto di tonno.
2. Mescolare insieme le olive, l'aglio, lo yogurt, la cipolla e il succo di limone. Frullate fino a ottenere un composto omogeneo. Aggiungere il tonno e mescolare ancora fino a quando non sarà tutto amalgamato.
3. Prendere circa 1 cucchiaio del mix di tonno e metterlo nella tazza dei cetrioli. Ripetere fino a riempire tutte e 10 le tazze di cetriolo con il tonno. Tenerlo in frigorifero fino a quando non lo mangiate.

Capitolo 5: Opzioni di Dessert per Diabetici

Quando si è golosi di dolci, non c'è niente di male a indulgere, purché si facciano le scelte giuste. Come diabetico, non andrà bene nessun dolce. Tuttavia, questo non significa che dovete rifuggire completamente dai vostri preferiti. Ci sono diverse opzioni di dessert che non sono solo decadenti, ma potete anche mangiarli completamente senza sensi di colpa.

Salsa al Burro di Arachidi Dolce

Questa ricetta fa 4 porzioni e richiede circa 10 minuti.
Ogni porzione contiene:

Proteine: 3 grammi
Grassi: 1 grammo (1 grammo di grassi saturi)
Sodio: 51 milligrammi
Colesterolo: 0 milligrammi

Cosa contiene

- Fette di banana 2 medie
- 7 gr di zucchero di canna scuro confezionato
- 30 gr di burro di arachidi a ridotto contenuto di grassi
- 60 ml di vaniglia, yogurt magro

Come è Fatto

1. Mettere il burro di arachidi, lo yogurt e lo zucchero di canna in una ciotola. Sbattere insieme fino a quando non sono completamente amalgamati.
2. Mettere le banane sopra la miscela di burro di arachidi.

Shishkabob Arcobaleno

Questa ricetta prevede 25 porzioni e richiede circa 20 minuti per essere preparata.

Ogni porzione contiene:

Proteine: 2 grammi
Grassi: 0,5 grammi (0,1 grammi di grassi saturi)
Sodio: 10 milligrammi
Colesterolo: 0 milligrammi

Cosa contiene

- 750 gr di more
- 270 gr di uva viola
- 1 kg di mirtilli
- 270 gr di uva verde
- 1 intero ananas senza torsolo, tagliato a cubetti e sbucciato
- 620 gr di melone a cubetti
- 165 gr di fragole mondate
- gr di cannella
- 5 gr di semi di Chia
- 100 calorie, yogurt greco alla vaniglia 230 gr

Come è Fatto

1. Mescolare i semi di chia, lo yogurt e la cannella per preparare la salsa.
2. Usando un bastoncino da spiedo, posizionare 1 di ogni frutto su di esso. Usare lo stesso ordine per tutti i 25 bastoncini.
3. Servire su un piatto da portata con la salsa di immersione.

Acero e Pesche alla Cannella

Questa ricetta fa 4 porzioni e richiede circa 15 minuti.

Ogni porzione contiene:

Proteine: 1 grammo
Grassi: 0 grammi (0 grammi di grassi saturi)
Sodio: 0 milligrammi
Colesterolo: 0 milligrammi

Cosa contiene

- 6 ml di sciroppo d'acero
- 2 gr di noce moscata
- 0.50 gr di cannella
- Succo di 1 limone medio
- Pesche mature 4

Come è Fatto

1. Preriscaldare la griglia finché non raggiunge una fiamma medio-alta.
2. Mescolare la noce moscata, lo sciroppo d'acero, il succo di limone e la cannella. Arrotolare le pesche fino a quando non sono completamente e uniformemente ricoperte.
3. Grigliare le pesche per circa 4 minuti fino a doratura. Girarle una volta.

Brownies al Cioccolato Ricciolo di Burro di Arachidi

Questa ricetta prepara 20 porzioni e richiede circa 40 minuti per essere preparata.

Ogni porzione contiene:

Proteine: 3 grammi
Grassi: 8 grammi (3 grammi di grassi saturi)
Sodio: 61 milligrammi
Colesterolo: 6 milligrammi

Cosa contiene

- 60 gr di mini gocce di cioccolato semidolci
- 130 gr di cacao in polvere, senza aggiunta di zucchero
- 40 gr di burro di arachidi cremoso a basso contenuto di grassi
- 5 gr di lievito in polvere
- 30 gr di farina per tutti gli usi
- 5 gr di vaniglia
- 50 ml di olio di canola
- 100 gr di sostituto dell'uovo
- 80 ml di acqua fredda
- 130 gr di zucchero semolato
- 60 gr di burro
- Spray da cottura

Come è Fatto

1. A 200° C, preriscaldate il forno.
2. Prende una teglia da forno che misura 22x22x5 e rivestirla con un foglio, assicurandosi che tutto il fondo e i lati siano coperti.

3. Usare uno spray antiaderente per rivestire completamente la pellicola.
4. Prendere una casseruola di medie dimensioni, metterla a fuoco basso e sciogliere il burro. Togliere la padella dal fuoco e aggiungere l'acqua e lo zucchero. Incorporare l'olio, la vaniglia e l'uovo. Sbattere fino a quando non è completamente amalgamato. Versare il lievito e la farina e mescolare completamente.
5. In una ciotola versate il burro di arachidi. Sbattere lentamente 0,5 tazze della miscela di burro e farina.
6. Prendere una piccola ciotola separata e unire il cacao in polvere e 0,25 tazze di farina. Incorporare le gocce di cioccolato e la pastella normale. Versate questo composto nella padella preparata in precedenza.
7. In cima alla pastella di cioccolato, mettere la miscela di burro di arachidi. Agitare i 2 insieme usando una spatola sottile. Il metallo funziona meglio.
8. Una volta roteata, infornare e cuocere per 20-25 minuti.

Torta alla Crema di Cocco

Questa ricetta prepara 10 porzioni e richiede circa 40 minuti per essere preparata.

Ogni porzione contiene:

Proteine: 7 grammi
Grassi: 10 grammi (4 grammi di grassi saturi)
Sodio: 147 milligrammi
Colesterolo: 66 milligrammi

Cosa contiene

- 80 ml di acqua fredda
- Riduzione 80 ml
- 1 gr di sale
- 160 gr di farina per tutti gli usi
- 30 gr di fiocchi di cocco
- 60 gr di zucchero
- 0.75 gr di crema di tartaro
- 2 gr di vaniglia
- 5 gr di estratto di cocco
- Latte evaporato senza grassi 340 gr
- 360 ml di latte senza grassi
- 30 gr di amido di mais
- 50 gr di zucchero
- 3 Uova intere

Come è Fatto

1. Separare gli albumi dai tuorli e mettere gli albumi in una ciotola e i tuorli in un'altra.
2. Prendere una casseruola media e unire la maizena e 0,25 tazze di zucchero. Unire gradualmente il latte evaporato e

quello normale. A fuoco medio, cuocere fino a quando non è denso. Togliere dal fuoco e aggiungere i tuorli d'uovo sbattuti. Far bollire e poi abbassare il fuoco. Cuocere per altri 2 minuti.

3. Mescolare l'estratto di cocco e togliere la padella dal fuoco per mescolare. Questo completa il ripieno della torta.
4. Prendere la ciotola dell'albume e aggiungere il cremor tartaro e la vaniglia. Usando una velocità media su un mixer, sbattere insieme per circa 30 secondi. Aggiungere 0,33 tazze di zucchero e sbattere ad alta velocità. Aggiungere solo 1 cucchiaio alla volta. Una volta che è tutto dentro, battere per altri 2 minuti. Questa è la meringa.
5. Creare il guscio della torta. Mescolare insieme il sale e la farina. Tagliare la riduzione in porzioni delle dimensioni di un pisello. Usando 1 cucchiaio alla volta, cospargere l'acqua sulla miscela di sale e farina. Aggiungere la riduzione. Mescolare fino a quando tutti gli ingredienti sono usati e c'è una palla di pasta frolla.
6. Stendere la palla di conchiglia su una teglia che è di circa 22 cm di diametro.
7. Versare la parte di riempimento della torta nel guscio. Distribuirlo uniformemente e poi metterci sopra la meringa. Assicuratevi che i bordi siano sigillati. Cospargere i fiocchi di cocco sopra.
8. Preriscaldate il forno a 180° C. Una volta riscaldata, mettete la torta in forno per circa 15 minuti. Lasciar raffreddare prima di servire.

Conclusione

Grazie per essere arrivati fino alla fine di questo libro, speriamo che sia stato informativo e in grado di fornirvi tutti gli strumenti necessari per raggiungere i vostri obiettivi, qualunque essi siano. Il prossimo passo è prendere nota delle ricette che volete provare per prime. Andate al negozio e prendete gli ingredienti in modo da essere pronti a gustare pasti indulgenti, sani e ideali per lo stile di vita diabetico. Tutte queste ricette includono ingredienti facili da trovare e passaggi di preparazione rapidi e semplici. Questo significa che oggi potete iniziare a gustare queste deliziose ricette.

Printed in Great Britain
by Amazon